MÉMOIRE

SUR LES

POLYPES DU VAGIN

ET SPÉCIALEMENT

Sur les Tumeurs du Bulbe du Vagin,

Par le Dr LETENNEUR,

Professeur à l'Ecole de Médecine de Nantes, Membre correspondant de la Société de Chirurgie de Paris.

NANTES,

IMPRIMERIE DE Mme Ve C. MELLINET.

1859

MÉMOIRE

SUR LES POLYPES DU VAGIN

ET SPÉCIALEMENT SUR LES TUMEURS DU BULBE DU VAGIN,

Par le Dr LETENNEUR,

Professeur à l'Ecole de Médecine de Nantes, Membre correspondant de la Société de Chirurgie de Paris.

I.

« Les polypes du vagin sont assez rares. Il n'est aucun point de ce conduit sur lequel ils ne puissent se développer. C'est ordinairement des rides de sa membrane interne que part le pédicule de ces tumeurs. Leur forme est presque toujours globuleuse. Quelques-uns de ces polypes ont un pédicule étroit ; d'autres, ont une base large. Leur consistance est généralement dure, ils sont presque toujours indolents. Les uns sont peu volumineux, les autres ont assez de grosseur pour incommoder la femme qui en est affectée, pour mettre obstacle au coït, quelquefois même à l'excrétion de l'urine, à l'écoulement du sang menstruel, à la progression. »

Cette description, que Boyer (*tome 5, page* 819) a donnée des polypes du vagin, a été reproduite, à quelques variantes près, par les auteurs qui ont écrit après lui.

Gerdy (*des Polypes et de leur traitement, Paris*, 1833) dit qu'ils déterminent des accidents analogues à ceux des polypes utérins, et qu'ils peuvent, en outre, entraîner avec eux la paroi vaginale sur laquelle ils sont implantés, produire ainsi un renversement du vagin et une hernie contenant les viscères voisins, d'où le danger de comprendre ces viscères dans une ligature portée sur la base du polype.

Suivant A. Berard (*Dict. en* 30 *volumes*), ces tumeurs paraissent offrir les mêmes variétés d'aspect et de structure que les polypes de la matrice.

Vidal de Cassis, et, enfin, MM. Nélaton et Jamain n'ajoutent rien à ce qui précède.

Il est impossible de ne pas être frappé du vague et de l'incertitude qui règnent dans une semblable description; elle semble basée sur des probabilités et sur des analogies, bien plus que sur des faits positifs observés par les auteurs eux-mêmes. On peut être étonné, à bon droit, de ne pas trouver, dans les auteurs classiques que je viens de citer, un seul exemple qui vienne confirmer le tableau qu'ils ont tracé de cette maladie. Je dois ajouter, qu'ils ont tous fait preuve de prudence, en disant que les polypes du vagin sont rares : En effet, ne voulant pas m'en tenir à ma seule expérience, j'ai interrogé ceux de mes confrères qui ont la pratique la plus étendue soit en chirurgie, soit en obstétrique, et, tandis que chacun d'eux pouvait, comme moi, se rappeler avoir vu un nombre considérable de polypes de l'utérus, aucun n'a observé de polypes nés dans l'intérieur même du vagin; s'il en existe quelques observations dans les annales de la science, elles doivent être en bien petit nombre, car je n'ai pu en découvrir une seule; il n'en est pas question dans les compte rendus de la Société anatomique, dans les mémoires de l'Académie de médecine, dans les bulletins de la Société de chirurgie, dans la bibliothèque germanique, dans les mélanges de chirurgie étrangère, dans les annales de la chirurgie française et étrangère, dans la collection entière des archives générales de médecine, sauf une observation, que je rapporterai plus loin et qui a été citée par Gerdy; j'ai parcouru, sans résultat, la plupart des autres journaux de médecine, et j'ai dû rechercher dans quels ouvrages les auteurs avaient puisé les éléments de leur description.

A. Bérard cite, sans la reproduire, l'observation de Baudier. Examinons cette observation que l'auteur, élève en chirurgie à Aix, a publiée dans le *Journal de médecine*, tome 63, page 372 :

Observation sur un polype d'un volume extraordinaire et qui occupait tout le vagin.

Une femme de quarante-huit ans, avait, depuis près de huit ans le ventre assez volumineux. De temps en temps, survenaient quelques pertes de sang plus ou moins considérables ; enfin, le ventre grossit prodigieusement la dernière année de sa maladie. Le chirurgien qui la visitait la croyait enceinte, quand tout à coup elle fut attaquée d'une rétention d'urine qui obligeait de la sonder deux fois par jour. Les douleurs se déclarèrent; la malade crut son accouchement prochain : deux ou trois jours après, en la touchant, on trouva une tumeur molle, de la grosseur au moins d'une tête d'enfant, et qui occupait tout le vagin. En examinant la malade, des consultants trouvèrent dans le bas-ventre une tumeur assez grosse, un peu allongée, occupant plus particulièrement le côté gauche du ventre, elle s'étendait depuis l'hypogastre jusqu'à quatre travers de doigt au-dessus de l'ombilic, où s'en découvrait une autre de la grosseur du poing. Chaque tranchée semblait rapprocher la tumeur de l'orifice vulvaire. Enfin, le polype s'engagea dans la vulve et sortit de quatre travers de doigt ; mais, le lendemain, la femme expira.

Après la mort, en exerçant quelques tractions sur la tumeur, elle sortit en faisant un bruit analogue à celui du parchemin qu'on déchire.

Le poids de la tumeur était de dix livres; elle était composée d'une substance charnue.

La matrice était dans son état naturel; le vagin était prodigieusement dilaté. La tumeur avait son origine à *un travers de doigt* de l'orifice de la matrice extérieurement et dans le repli que forme le vagin à côté de *l'os tincæ*.

La matrice avait été refoulée jusqu'au-delà de l'ombilic, et la petite tumeur adhérente, qui paraissait grosse comme le poing, était précisément la matrice.

Il serait difficile, après la lecture de cette observation, d'y reconnaître autre chose qu'un polype du col de l'utérus.

A. Berard dit aussi que Dupuytren a fait connaître des exemples de polypes du vagin dans les bulletins de la Faculté de Médecine de Paris.

Voici tout ce qu'on trouve à ce sujet dans cette publication, tome 7, page 135 :

« Le professeur Dupuytren a fait présenter à la Société, par MM. Marx et Sanson, deux énormes polypes fibreux développés dans le vagin. Chez ces deux malades, l'extrémité inférieure de ces polypes était ulcérée, et, donnant lieu à des écoulements purulents et à des pertes, avait fait méconnaître la nature de la maladie et commettre des erreurs graves de pronostic.

Chez les deux malades, les polypes, après avoir été amenés au dehors, ont été enlevés par excision de leur pédicule, et chez aucune il n'y a eu d'écoulement de sang, ni pendant ni après l'opération. Toutes deux ont été guéries en quelques jours et jouissent maintenant d'une parfaite santé. »

Aucune réflexion n'est ajoutée à cette courte observation, et l'auteur ne disant rien du point d'origine de ces tumeurs fibreuses *développées* dans le vagin, il paraît plus que probable que c'étaient des polypes fibreux de l'utérus.

A propos du renversement du vagin par le pédicule des polypes implantés sur les parois de ce conduit, Gerdy parle d'un fait publié par Berard dans les *Archives générales*.

On trouve en effet dans ce recueil, 1re série, tome 11e, page 84, un article intitulé : *Observations relatives aux polypes de l'utérus et à quelques-unes des maladies des organes genito-urinaires, par M. Bérard, prosecteur à la Faculté de Paris.*

Après diverses propositions sur les polypes de l'utérus

acquérant un pédicule secondaire par suite d'adhérences morbides dans le vagin, cet article contient l'observation suivante, qui est fort remarquable, mais dans laquelle il ne s'agit point encore d'un polype né sur la paroi vaginale.

« Une femme, âgée de 48 ans, d'une faible constitution et mère de trois enfants, pendant les dix mois qui avaient précédé l'époque de son entrée à l'hôpital de la Pitié, avait eu, à des intervalles irréguliers, des écoulements sanguins assez considérables par le vagin; son ventre ne s'était pas sensiblement distendu et aucun corps étranger ne s'était présenté à la vulve. Elle entra à la Pitié dans le courant du mois de mai 1824.

A cette époque, une tumeur rougeâtre, plus volumineuse que le poing, un peu molle, mais très élastique en avant, plus consistante en arrière, paraissait à la vulve qu'elle remplissait en entier. La malade n'avait pas uriné depuis 30 heures; la vessie, distendue, faisait saillie à l'hypogastre. On se borna, le premier jour, à vider la vessie; la sonde donna passage à une grande quantité d'urine limpide.

Le lendemain, la tumeur avait considérablement augmenté de volume, ou plutôt une nouvelle portion, renfermée la veille dans le vagin, avait franchi la vulve; elle offrait une couleur livide.

La rétention d'urine s'était manifestée de nouveau : le cathétérisme fut difficile; il fallut déprimer considérablement la tumeur pour trouver le méat urinaire. La déviation de l'urètre opposait au passage de la sonde un obstacle qu'on ne put vaincre qu'en employant beaucoup de force.

On chercha à reconnaître le mode d'implantation de ce polype. Le doigt, introduit le long de la paroi antérieure du vagin, rencontrait un pédicule arrondi qui semblait passer à travers un orifice circulaire large, et d'une mollesse comparable à celle du col de l'utérus pendant l'accouchement. On pensa d'abord que ce pédicule, implanté à la face interne de l'utérus, soutenait seul toute la tumeur;

mais, en cherchant à porter le doigt entre le polype et la paroi postérieure du vagin, on était bientôt arrêté par une espèce de cul-de-sac, résultant de l'adhérence du polype à cette paroi.

Une ligature fut appliquée sur le pédicule utérin, et, à la visite suivante, ce pédicule fut coupé au-dessous du lien constricteur.

Le rectum fut exploré; sa paroi antérieure ne présentait aucune déviation. Alors on se décida à détruire le pédicule vaginal. Comme l'insertion au vagin se faisait par une surface assez large, la ligature fut placée dans un sillon circulaire et superficiel tracé sur la tumeur avec le bistouri. Trois jours après, M. Béclard détacha la tumeur en l'excisant au-dessous de la ligature.

La tumeur enlevée était arrondie; elle avait à peu près *six pouces de diamètre* dans tous les sens. Elle offrait un peu l'aspect des corps fibreux de l'utérus.

La malade, affaiblie par les hémorrhagies antérieures et par l'influence délétère des matières putrides, succomba le jour suivant.

AUTOPSIE.

Ni péritonite, ni métrite, ni cystite. Le pédicule primitif de la tumeur s'insérait précisément à la partie moyenne du fond de l'utérus. Le vagin était très-ample; sa partie supérieure et postérieure donnait naissance au deuxième pédicule.

La portion du vagin que le péritoine tapisse en arrière avait été entraînée par le polype, en sorte que le sillon circulaire fait par le bistouri avait été tracé sur la membrane muqueuse du vagin au niveau de ses adhérences avec le polype. Le péritoine descendait dans un enfoncement infundibuliforme, dont le sommet s'engageait un peu sous la ligature. »

L'article se termine par cette phrase :

Pour qu'un polype présente plusieurs pédicules, il faut, ou qu'un seul polype devenu adhérent par une partie limitée de sa surface ait ainsi acquis un deuxième pédicule, ou que deux polypes, nés de points différents, se soient rencontrés et réunis en une seule masse : tel était le cas singulier où deux pédicules, sortant, l'un du vagin, l'autre du rectum, soutenaient un polype unique pendant au périnée.

L'auteur ne dit pas à quelle observation il fait allusion.

On trouve dans l'*Encyclopédie méthodique*, tom. 12, pag. 227, le passage suivant :

« Les polypes du vagin sont moins fréquents que ceux » de l'utérus ; rarement quand il y en a, ils sont pédi- » culés ; ce sont, pour la plupart, des fongosités vé- » nériennes ou cancéreuses que l'on prend pour des po- » lypes, à raison de leur situation et de leur couleur. » Quand on lit la 27ᵉ observation de Levret, on voit » que ce qu'il décrit sous le nom de polypes était plutôt » une tumeur lymphatique, formée par le tissu cellulaire » du vagin qu'elle avait renversé par son volume ex- » cessif. »

Mais, en cherchant l'observation 27ᵉ dans l'ouvrage de Levret (*sur la cure radicale de plusieurs polypes de la matrice, de la gorge et du nez. Paris*, 1749), on voit qu'il s'agit d'un *garçon* de 17 à 18 ans!...

L'observation 23ᵉ est probablement celle dont a voulu parler l'auteur de l'article de l'*Encyclopédie méthodique*.

« Il s'agit d'une femme de 53 ans, ayant, depuis » longtemps, un écoulement qui, après avoir été sanguin » au début, était devenu lymphatique. Cet écoulement » détermina la chute de la membrane interne du vagin. » La tumeur qui se forma accrut un tel volume, qu'elle » pendait hors des parties jusqu'aux genoux et devint ex- » trêmement fétide.

» On lia fortement le pédicule et l'on coupa ensuite » la tumeur au-dessous de la ligature. Il ne parut point » d'hémorrhagie ; aussitôt après la section, la partie à » laquelle était attachée la ligature rentra subitement dans » le vagin.

» La femme mourut quelques jours après. On trouva » l'utérus normal, et l'on reconnut que la ligature em- » brassait une portion de la tunique interne et ridée, » *sans en comprendre d'autres* ; l'endroit où tenait cette » espèce de racine était fort voisin de *l'orifice interne* » *de la matrice.* (Observation tirée du 1er volume de » la *Bibliothèque choisie de Médecine*, pages 410 et » 411.) »

Cette tumeur était-elle implantée sur les parois du vagin ou sur le col de l'utérus ? Quelle était sa nature ? Était-elle formée d'un tissu solide ou bien était-elle creuse et appartenait-elle aux kystes folliculaires? ou bien enfin était-elle formée, comme le croit Levret, par une simple chute du vagin ? Après la lecture de l'observation qui précède, on est forcément obligé de rester dans le doute, et dès-lors cette observation ne peut, en aucune façon, servir de type pour la description des polypes du vagin.

A la page 147 de son ouvrage, Levret renvoie à la *Bibliothèque de Manget*, tome 3, page 609 et suivantes. Or, dans cet ouvrage, on ne trouve, ni à la page indiquée ni ailleurs, rien qui puisse se rapporter aux polypes du vagin.

Le tome 3e des *Mémoires de l'Académie royale de Chirurgie* contient un mémoire de Levret *sur les polypes de la matrice et du vagin*, page 518.

Ce mémoire contient 30 observations, qui toutes sont relatives à des polypes de l'utérus, de sorte que rien ne justifie le titre donné par Levret à ce travail. Cependant, à la page 563, je trouve la note suivante :

« M. Leblanc, chirurgien d'Orléans, et correspondant » de l'Académie, vient de l'informer qu'il a fait, depuis » peu, avec les mêmes instruments (ceux de Levret), en » présence de M. Fauvin, son confrère, la ligature de » deux polypes du vagin, qui prenaient naissance des » rides de cette gaîne, à une fille fort saine, d'ailleurs, » et qu'au moyen de deux fils goudronnés, avec lesquels » il les a liées, ces deux *petites* masses polypeuses sont » tombées le quatrième jour. »

Voilà enfin des polypes du vagin ! et cependant ces deux *petites masses polypeuses*, bien que la malade *fut d'ailleurs fort saine*, ne seraient-elles point tout simplement des végétations de la nature de celles dont parle l'auteur de l'*Encyclopédie méthodique* cité plus haut ?

En 1836, dans la séance du 31 mai, Amussat montra à l'Académie de Médecine (*Gazette Médicale*, page 365), *un polype du vagin* qu'il avait enlevé la veille à une femme de 42 ans. Cette femme n'avait jamais eu d'enfants ; elle avait, depuis deux ans et demi, un écoulement glaireux par les parties génitales. Il y a six mois, perte considérable, à la suite de laquelle les règles se sont supprimées. Il s'échappe, par le vagin et le rectum, au moment de l'excrétion des matières fécales, une grande quantité de mucosités blanchâtres et glaireuses. A l'examen, Amussat et A. Dubois constatèrent l'existence d'une tumeur volumineuse à la paroi postérieure du vagin. Cette tumeur égalait à peu près la grosseur d'un œuf de poule ; son pédicule avait à peu près deux pouces de diamètre.

Ce polype était tellement friable, qu'on ne put le saisir avec des pinces et des érigues, pour y jeter une ligature ; M. Amussat l'extirpa, tant par arrachement que par torsion.

La malade avait assez bien supporté l'opération.

Il est regrettable que les suites de cette opération ne soient pas connues ; d'un autre côté, la description de la tumeur laisse beaucoup à désirer, de sorte qu'on peut se demander si elle n'était pas de nature épithéliale ou cancéreuse.

C'est là, cependant, le fait le plus authentique que j'aie rencontré, relativement aux polypes nés dans l'intérieur du vagin.

On ne trouve, dans l'ouvrage de Dugès et Mme Boivin (*tome* 1, *page* 382), qu'un fait où il est question de polypes du vagin ; mais ce qui avait été pris pour tel, n'était que des prolongements d'une énorme tumeur du bassin.

Dirai-je, enfin, que c'est sans plus de succès qu'on fait des recherches dans Haller et dans Morgagni? Ce dernier auteur (*épitre* 45, § 16), parle bien d'excroissances charnues dans le vagin, mais c'était chez une femme qui portait depuis longtemps un pessaire, et les bourgeons charnus étaient le résultat de l'inflammation produite par un séjour trop prolongé du corps étranger. On a rencontré souvent des cas analogues. Dans la lettre suivante, Morgagni cite une autre observation qui se rapporte plus directement à mon sujet, et dont je parlerai plus loin; mais ici, encore une fois, il ne s'agit point d'un polype de la gaine du vagin.

Lassus a écrit, dans sa *Pathologie chirurgicale*, tome 1er, page 546 (1805), le passage suivant :

« On a distingué les polypes en utérins et en vaginaux.
» Nous croyons cette distinction mal fondée. Les tumeurs
» auxquelles on a donné improprement le nom de po-
» lypes et qui se forment dans le vagin, n'ont point de
» pédicule comme en ont celles qui se forment dans l'in-
» térieur ou autour du col de l'utérus. Elles ne sont point
» susceptibles d'être liées, mais quelques-unes peuvent
» être excisées. Ce sont, pour la plupart, des fongosités
» cancéreuses ou véroliques ; d'autres, sont des tumeurs
» lymphatiques qui se forment lentement entre le vagin
» et le rectum, et qui font saillie dans ce conduit, atta-
» qué consécutivement d'un renversement plus ou moins
» considérable. Ces dernières tumeurs, dures, rénitentes,
» formées par congestion, d'un volume médiocre, protu-
» bérantes dans le vagin et de la nature du stéatome, ont
» été prises, à raison de leur couleur et de leur situation,
» pour des polypes, quoiqu'elles n'aient point de pédi-
» cule proprement dit. Levret a été séduit par cette fausse
» apparence. »

Ces réflexions sont empreintes d'un grand sens pratique, et on regrette que Boyer n'en ait tenu aucun compte dans la description que j'ai reproduite au commencement de ce travail. Seulement, je crois devoir faire observer que Lassus commet une double erreur dans la citation qu'il emprunte à Levret pour le combattre ; il parle, en effet, de l'observation 27ᵉ, *Mémoires de l'Académie de Chirurgie*, tome 3, page 572, où il serait question d'une femme qui, à l'âge de 12 ans, aurait reçu une contusion dans les parties sexuelles et qui, plus tard, aurait eu une tumeur du vagin, opérée par Levret au moyen de la ligature.

D'abord, cette observation n'est pas la 27ᵉ du mémoire de Levret, mais bien la 28ᵉ ; elle se trouve, non à la page 572, mais à la page 574 ; ensuite, la tumeur située dans le vagin n'avait pas pris naissance dans cette gaîne, car Levret dit positivement, page 577, qu'*elle était posée sur le rebord antérieur de l'orifice de la matrice, qui paraissait lui servir de racine.*

Il ne s'agissait donc, dans ce cas, ni d'un polype ni d'une tumeur lymphatique du vagin. C'est peut-être cette observation 28ᵉ du même ouvrage, à laquelle fait allusion l'auteur de l'article de l'*Encyclopédie* cité plus haut.

Quoi qu'il en soit, Lassus a été bien supérieur aux auteurs qui l'ont précédé et à ceux qui l'ont suivi, en déclarant que les tumeurs du vagin sont sessiles et bien différentes des polypes proprement dits.

Les tumeurs sessiles développées dans les parois du vagin ne sont point, en effet, très-rares.

Pelletan a vu deux fois des lipômes de la cloison recto-vaginale ; il a observé également, dans la cloison vesico-vaginale, une tumeur fibreuse.

Ph. Boyer met en doute la nature graisseuse des tumeurs extirpées par Pelletan, parce qu'il n'y a pas de graisse dans la paroi recto-vaginale. Par un motif analogue, mais avec bien plus de raison, ne pourrait-on pas dire à A. Bérard que les tumeurs du vagin ne peuvent pas avoir la même structure que celles de l'utérus. On sait aujourd'hui, en effet, que les corps fibroïdes de l'utérus sont formés, non de tissus fibreux, mais de cellules-fibres de Kolliker, c'est-à-dire, de fibres musculaires de la vie organique. Leur composition est, en un mot, celle du tissu utérin lui-même ; or, la structure du vagin présente, à côté de quelques cellules-fibres, des éléments d'une toute autre nature. Il faut donc rejeter, comme inexacte, l'assertion de A. Bérard, relative à l'identité d'aspect et de structure des polypes de l'utérus et du vagin, assertion qui ne repose, d'ailleurs, comme nous l'avons vu, sur aucun fait observé.

Nous acceptons les observations de Pelletan telles qu'il les a publiées, et nous ajoutons qu'il peut se développer dans les parois du vagin, non-seulement des tumeurs graisseuses et fibreuses, mais des tumeurs cancéreuses et surtout des tumeurs sanguines enkystées ou non enkystées, et enfin, des kystes séreux ou folliculaires.

Ces kystes, si bien étudiés dans ces dernières années, par M. Huguier, avaient été observés avant ce chirurgien, mais on les connaissait à peine, puisque les *Archives générales de médecine*, en rapportant, en 1842, page 350, une observation curieuse de cette maladie, due à M. Heidenreich, semble la présenter comme étant sans analogue dans la science.

Les différentes tumeurs dont je viens de parler, ainsi que les hernies vaginales, ont, sans aucun doute, été prises plus d'une fois par des observateurs inattentifs pour des polypes, et fait donner à ces derniers une place beaucoup trop importante dans les cadres nosologiques.

Les recherches bibliographiques qui précèdent sont loin, sans doute, d'être complètes, et ne peuvent, par conséquent, m'autoriser à dire qu'il ne se forme pas de polypes dans le vagin ; mais il me paraît surabondamment démontré que les auteurs classiques qui ont décrit cette maladie, n'ont fait qu'un portrait de fantaisie, et que ceux qui aborderont ce sujet à l'avenir, devront être plus réservés que leurs prédécesseurs, ou bien, plus heureux que moi, se procurer des documents que j'ai en vain cherchés pendant longtemps.

Ce que je viens de dire pour le vagin, proprement dit, ne doit pas s'appliquer à la partie antérieure et vulvaire de ce conduit, qu'on désigne sous le nom de bulbe. Là, en effet, on rencontre quelquefois des tumeurs, bien différentes, sans doute, par leur nature, mais parmi lesquelles on trouve de véritables polypes. Leur étude fera l'objet de la seconde partie de ce travail.

II.

« Le bulbe du vagin, formé par un renflement du tissu érectile sous-muqueux, occupe l'intervalle qui existe entre les racines du clitoris, le méat urinaire et le vagin, et se prolonge sur les côtés de l'orifice vulvaire pour se terminer inférieurement par un renflement de la grosseur d'une amande. » (*Richet*, tom. 2.) Le bulbe du vagin communique par de nombreuses anastomoses avec les racines du clitoris, auxquelles il adhère fortement, et il ne peut, comme les autres parties du vagin, subir des déplacements; il n'est donc pas étonnant que, par analogie avec ce qui existe chez l'homme, certains anatomistes, et en particulier, Blandin et Cruveilhier, lui aient donné le nom de bulbe de l'urètre.

On le voit, bien qu'appartenant au vagin dans la paroi antérieure duquel il se perd, le bulbe appartient aussi et surtout à la vulve, puisqu'il arrive sans ligne de démarcation jusqu'au méat urinaire, c'est-à-dire, jusqu'au vestibule.

Il résulte de ce qui précède que les tumeurs qui prennent naissance sur le bulbe du vagin, selon qu'elles proéminent en avant ou en arrière, peuvent être considérées comme une maladie de la vulve ou de l'urètre, ou comme une maladie du vagin.

C'est une confusion dans laquelle me paraît être tombé Ph. Boyer, dans une note très intéressante ajoutée à l'ouvrage de son père (*tome* 5, *page* 750) lorsqu'il range ces diverses tumeurs sous le titre de *Tumeurs du méat urinaire*.

Cependant il a soin d'établir que leur siége est à la partie inférieure de l'orifice de l'urètre; il ajoute : « Je n'en ai jamais vu dans un autre point de sa circonférence, et elles ne se prolongent pas dans l'intérieur de ce canal. On dirait qu'elles naissent sur la ligne qui le termine. » Mais pour peu que ces tumeurs aient un certain volume à leur point d'implantation, dès qu'elles se trouvent au-dessous du méat, il est évident qu'elles ont leur siége sur le bulbe, puisque le tissu spongieux qui forme une gaîne à l'urètre appartient en propre au vagin, et que la tunique fibreuse qui enveloppe l'urètre peut être suivie jusqu'au méat (*Richet*), formant ainsi une ligne de démarcation dont il faut bien tenir compte en pathologie.

Ph. Boyer divise ces tumeurs en deux groupes : les unes n'acquérant jamais un grand volume, les autres, au contraire, pouvant prendre un développement considérable. Puis il ajoute, pour différencier ces deux sortes de tumeurs, certains caractères cliniques mal déterminés, et qui me paraissent peu en rapport avec les faits qu'il fait connaître un peu plus loin.

Les tumeurs qui ont leur siége sur le bulbe du vagin et qu'on ne peut d'ailleurs confondre sous le nom générique de polype qu'en forçant l'analogie, peuvent appartenir exclusivement à la membrane muqueuse ou bien avoir leur origine et leur implantation dans le tissu même du bulbe ; cette différence d'origine entraîne des différences notables dans la structure et dans le volume des productions morbides ainsi que dans les symptômes auxquels elles donnent lieu.

Il survient quelquefois, au-dessous du méat urinaire, c'est-à-dire sur le bulbe, de petites productions rouges fongueuses saignantes, sessiles ou pédiculées, causant une cuisson et même une douleur assez vive, ressemblant assez bien à certains bourgeons charnus qui se forment sur la surface d'anciens vésicatoires ou d'ulcères cancéreux. Leur surface paraît dépourvue d'épithélium, ce qui explique parfaitement pourquoi le passage de l'urine, le toucher, le coït, la marche, les rendent si douloureuses. Elles saignent facilement, mais ne donnent pas lieu à de véritables hémorrhagies; leur présence est accompagnée d'une sécrétion purulente plus ou moins abondante, et il existe quelquefois en même temps une véritable leucorrhée.

C'est évidemment à ce genre de productions qu'on doit rapporter les deux faits publiés par Guénier, dans le *Journal de Médecine* de Nantes et reproduits dans la *Gazette médicale*, en 1838, sous le titre de *Polypes de l'hymen*. Guénier a vu, en effet, chez une petite fille et chez une fille d'un certain âge, *des fongosités paraissant* implantées sur la face postérieure de l'hymen, et *descendant* dans la fosse naviculaire

Enfin, Morgagni (*Lettre* 46, § 17), avait trouvé un état analogue chez une fille de cinquante ans; l'hymen était rouge, et tout près, et en dehors, on voyait *parvula assurgentia tubercula rubra*.

Ph. Boyer fait remarquer qu'il n'a vu cette maladie que chez des femmes qui avaient eu commerce avec des hommes; or, l'observation de Morgagni et les deux observations de Guénier, démontrent qu'il n'y a pas lieu d'établir de distinctions à cet égard.

Ces productions fongueuses du bulbe du vagin ont toujours été attaquées avec succès par l'excision simple, ou suivie de la cautérisation, mais elles ont quelquefois de la tendance à se reproduire, surtout s'il existe une vulvite ou une vaginite chroniques.

Je ne crois pas devoir confondre avec elles cette tumeur décrite par Ph. Boyer dans l'observation suivante; je la considérerais plutôt comme un polype de l'urètre.

« En l'année 1827, mon père me mena avec lui chez une jeune femme de 24 ans, pour enlever une tumeur qui naissait de l'urètre. C'était la première que je voyais. Elle prenait son origine à la partie inférieure de l'urètre et ressemblait à l'appendice rougeâtre qu'on voit sur la tête des dindons. Mesurée après l'opération, elle avait dix-neuf lignes de longueur. Elle présentait deux renflements dans sa longueur. Elle était rouge et comme fongueuse; le toucher la faisait saigner; ce toucher était très douloureux. Mon père la retrancha d'un coup de ciseau et cautérisa immédiatement avec le nitrate d'argent. La femme guérit parfaitement. » (*Boyer*, tome 5, page 753.)

Les végétations syphilitiques et celles qui se dévelop-

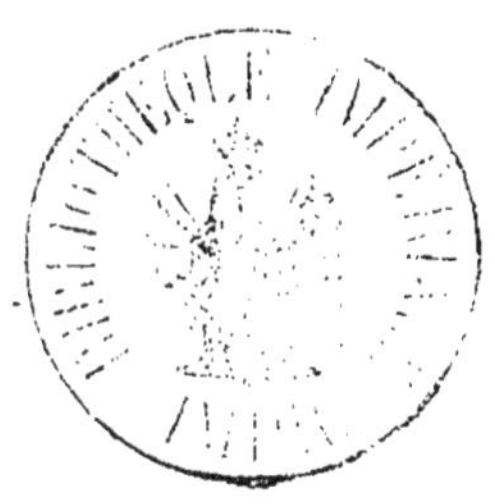

pent quelquefois sous l'influence de la grossesse, ne méritent pas plus que les excroissances décrites plus haut, le nom de polypes ; je me bornerai à les mentionner ici.

Le bulbe du vagin, ainsi que l'avait remarqué Levret, présente, dans certains cas, et spécialement pendant la grossesse, une véritable hypertrophie générale qu'il faut bien se garder de confondre avec des polypes ou tout autre état morbide, d'autant plus que cette hypertrophie n'a ordinairement rien de durable et disparaît avec les causes qui l'ont fait naître.

Mais il peut se faire que les différents éléments du bulbe prennent isolément un accroissement anormal, de manière à constituer tantôt des tumeurs sanguines, si c'est l'élément vasculaire qui se développe outre mesure, tantôt des polypes fibro-celluleux, si c'est ce tissu qui est spécialement le siége de l'hypertrophie.

OBSERVATION.

Tumeur variqueuse du bulbe du vagin.

Une fille de 59 ans, domestique, d'une bonne santé habituelle, éprouva, vers la fin de novembre 1858, de la difficulté à uriner et de vives douleurs dans les parties sexuelles ; ces symptômes furent bientôt suivis d'hémorrhagies abondantes, bien que les règles eussent cessé de paraître depuis plusieurs années.

La perte de sang durait déjà depuis huit jours, lorsque la difficulté d'uriner devenant insurmontable, la malade se décida à consulter le docteur Lequerré.

Celui-ci, en voulant pratiquer le cathétérisme, reconnut l'existence, au-dessous du méat urinaire, d'une tumeur obstruant l'entrée du vagin. Sa forme était ovoïde, ayant six centimètres dans son plus grand diamètre ; la circonférence du pédicule avait également six centimètres. Cette tumeur offrait une couleur rouge brun, comme si la membrane muqueuse qui la recouvrait était ecchymosée.

En cherchant à introduire le doigt dans le vagin, M. Lequerré reconnut que la membrane de l'hymen était intacte, et que le pédicule occupait tout l'espace compris entre cette membrane et le méat urinaire.

Cette tumeur était certainement la cause de la rétention d'urine, par suite de la compression qu'elle exerçait sur le canal de l'urètre.

M. Lequerré l'enleva au moyen de l'écraseur linéaire, après avoir eu soin de placer une sonde dans l'urètre, afin de diriger convenablement l'instrument. Sans cette précaution, l'urètre aurait été presque infailliblement intéressé.

L'opération fut facile, à peine douloureuse, et le jour même la malade put reprendre son service.

L'émission des urines est redevenue normale, et aucun accident n'a eu lieu à la suite de cette opération.

La tumeur, qui m'a été remise par M. Lequerré, était composée d'aréoles de diverses dimensions, séparées par des cloisons et des filaments, et remplies par du sang noir coagulé; la membrane muqueuse qui formait son enveloppe extérieure, était noire, infiltrée de sang, et ne pouvait être isolée des cloisons intérieures; celles-ci étaient surtout apparentes sous un filet d'eau. C'était évidemment un épanouissement du tissu érectile du bulbe, et nul doute que si, au lieu de l'écrasement linéaire, on eut employé l'excision, il ne fut survenu une hémorrhagie.

Cette observation me paraît d'autant plus intéressante que je n'en connais pas d'analogue dans la science. Elle présente cependant une lacune regrettable : A quelle époque remonte le début de la tumeur? existait-elle depuis longtemps, lorsque les accidents ont attiré l'attention sur son existence, ou bien s'est-elle developpée en quelques jours, comme le font les hémorrhoïdes de l'anus? La malade n'a pu rien dire de précis à cet égard.

Les tumeurs dont il me reste à parler et auxquelles devrait être réservé le nom de polypes, semblent prendre leur point de départ dans la profondeur du bulbe, où ils puisent au milieu de la trame fibro-celluleuse du tissu érectile les éléments d'une texture plus solide, et trouvent les conditions d'un accroissement plus durable. Mais cette hypertrophie partielle de la substance fibro-celluleuse du bulbe n'a lieu qu'en produisant, dans les points où elle apparaît, l'atrophie ou la disparition du réseau vasculaire érectile. Ainsi, dans les hypertrophies partielles de la mamelle, constate-t-on l'atrophie de certaines parties de la glande.

Il résulte de cette disposition que les polypes dont il est question ici présentent une structure bien différente de celle du bulbe; dans la trame plus ou moins serrée qui les constitue, il existe de nombreuses vacuoles qui, au lieu de contenir du sang, ne sont remplies que de sérosité comme les tissus légèrement œdématiés. On trouve cependant des vaisseaux dans ces polypes, mais ce sont des vaisseaux nourriciers, et ne rappelant en rien la disposition du tissu érectile.

Ces polypes ayant un point d'implantation fixe vers les racines des corps caverneux n'ont pas la mobilité des tumeurs sessiles du vagin; mais on comprend aussi que, par leur pédicule, ils peuvent envelopper l'urètre, le déplacer, soit latéralement, soit de haut en bas, suivant que le pédicule a pris son plus grand développement dans tel ou tel sens.

C'est pourquoi, lorsqu'on veut enlever ces tumeurs, il est très important de s'assurer de la position exacte de l'urètre. Enfin, la membrane muqueuse du bulbe forme, autant que son extensibilité le lui permet, une enveloppe aux polypes; mais la muqueuse des petites lèvres et du vagin n'est point attirée par la tumeur et ne subit aucun tiraillement; il en résulte que ces polypes n'amènent jamais à leur suite, comme les tumeurs du vagin, le renversement de ce canal, les hernies vaginales, etc.

Ces tumeurs sont plus ou moins franchement pédiculées,

suivant qu'elles ont, pour surface d'implantation, une portion plus ou moins considérable du bulbe, ou même le bulbe tout entier.

A l'appui des propositions qui précèdent, je citerai comme exemples trois observations, l'une empruntée à Ph. Boyer, la seconde à Saucerotte, et la troisième tirée de ma propre pratique :

1° En l'année 1838, une femme âgée de quarante-cinq ans, ayant eu cinq enfants, me fut envoyée du village d'Aubervillers, près Paris, pour un polype utérin. En relevant ses vêtements, j'aperçus en effet une tumeur pédiculée qui pendait entre les cuisses, et qui fournissait assez de sang pour salir tout le devant de la chemise. Je crus à l'existence d'un polype utérin; mais en portant le doigt indicateur vers l'orifice du vagin pour reconnaître l'insertion du pédicule du polype, je fus très surpris de voir que ce pédicule s'insérait au-devant de cet orifice. Examinant alors plus attentivement la tumeur, je vis qu'elle naissait de l'orifice de l'urètre à sa partie inférieure, et que le sang qu'elle fournissait venait de sa face antérieure, dont l'enveloppe épidermique était déchirée par la chemise de grosse toile que portait la malade. Cette face ulcérée était grisâtre et paraissait recouverte d'une couche gangreneuse; mais un examen ultérieur plus précis me fit reconnaître que je me trompais, et que cette apparence venait du frottement et de l'infiltration du sang dans la tumeur par suite de ce frottement. J'enlevai cette tumeur avec des ciseaux, en coupant le pédicule le plus près possible de l'urètre. Cette tumeur pyriforme avait une longueur de vingt-trois lignes; son pédicule avait six lignes de longueur sur trois lignes de circonférence; dans sa partie la plus large, qui était au tiers inférieure de la longueur, la tumeur avait trente lignes de circonférence. Son intérieur était un tissu cellulaire à lames très minces, formant des espaces remplies de sérosité. La membrane muqueuse qui l'environnait était dense et lisse, et présentait l'aspect de la membrane muqueuse de l'utérus et du vagin renversés. Le pédicule était parcouru par des vaisseaux sanguins très petits, qui s'épanouissaient dans la tumeur. Au bout de quinze jours la malade voulut retourner chez elle; la plaie était presque entièrement guérie. J'avais fait quatre cautérisations avec le nitrate d'argent. (*Boyer*, tome 5, pages 753-754.)

J'omets à dessein l'observation qui suit la précédente, dans l'ouvrage de Boyer, parce que la femme dont il est question, et qui avait sur le bulbe du vagin une tumeur comparée à une amygdale hypertrophiée, était en proie à des douleurs névralgiques très-intenses, qui pouvaient bien avoir leur cause occasionnelle dans l'existence de cette tumeur, mais qui se rattachaient certainement à un état névropathique général des plus manifestes.

2° On trouve dans Sancerotte (*Mélanges de Chirurgie*, page 394), l'observation suivante reproduite par Lassus (*Pathologie Chirurgicale*, page 526) :

Une femme, âgée de trente ans, éprouvait les douleurs d'un premier accouchement. A l'examen des parties génitales, on vit une tumeur considérable, de la grosseur d'un pain d'une livre, qui ne laissait apercevoir aucune ouverture par où l'enfant put sortir. Cependant, à sa partie supérieure et postérieure était un trou inégal dans sa circonférence, qui pouvait admettre le pouce. La tête du fœtus se présentait naturellement, et par le moyen des fortes douleurs, elle dilata peu à peu cet orifice, franchit le détroit et le déchira dans la partie postérieure, vers le périnée. Cette tumeur fongueuse s'était formée vers l'âge de dix-sept ans, à la suite d'un abcès dans cette partie. Elle avait augmenté peu à peu de volume jusqu'à l'âge de vingt-neuf ans, époque du mariage, et surtout pendant la grossesse. On ôta cette tumeur par une incision à peu près circulaire et dirigée de manière à conserver à la vulve sa configuration naturelle; trois heures après l'opération, il survint une hémorrhagie qui fut arrêtée par compression. Cette femme a été parfaitement guérie dans l'espace d'environ un mois.

3° *Polype du bulbe du vagin. — Ligature et excision. — Guérison.* (Voir la planche.)

La femme Loisy, d'une assez bonne constitution, habituellement bien réglée, habitant dans la commune de Falleron (Vendée), sur les confins de ce département et de celui de la Loire-Inférieure, s'aperçut, en **1838**, à l'âge de 30 ans, immédiatement après sa première couche, de la présence, à l'entrée du vagin, d'une tumeur ayant le volume d'un œuf de pigeon. Cette tumeur n'avait pas de pédicule ; elle n'était le siége d'aucune douleur, à peine produisait-elle un peu de gêne.

Après un intervalle de 16 mois, nouvel accouchement sans changement appréciable dans le volume de la tumeur.

Treize mois après son second accouchement, la femme Loisy devint encore enceinte, et, dès les premiers mois de cette troisième grossesse, la tumeur s'accrut rapidement et vint faire saillie à la vulve.

Immédiatement après l'accouchement, elle remonta spontanément dans le vagin ; elle était alors aussi grosse qu'un œuf d'oie.

L'existence de cette tumeur ne donnait lieu ni à un écoulement leucorrhéique, ni à des pertes de sang. Elle ne mettait pas non plus obstacle aux rapprochements sexuels, puisque, au mois d'avril 1845, la femme Loisy mit au monde son 4e enfant.

Pendant cette dernière grossesse, la tumeur, du volume du poing, descendait entre les cuisses ; après l'accouchement, on pouvait encore la réduire assez facilement.

C'est alors qu'un médecin fut consulté pour la première fois. Il déclara que c'était un prolapsus du vagin, et essaya, sans succès, l'application de pessaires de différentes formes et de différents volumes.

Deux autres médecins portèrent le même diagnostic, sans indiquer de remède.

Au mois de décembre 1848, la tumeur, prenant un

développement de plus en plus considérable, était devenue entièrement irréductible ; elle gênait beaucoup la marche, son poids paraissait énorme ; sa couleur était alors uniforme, rosée, sans excoriations.

C'est à cette époque que la malade commença à rendre involontairement ses urines.

Au mois de février 1849, les règles manquèrent ; dès-lors la santé générale s'altéra. — Fièvre irrégulière, perte d'appétit, amaigrissement.

Un médicastre du voisinage fut alors consulté, et *à l'inspection de l'urine*, et peut-être bien un peu d'après la rumeur publique, il annonça solennellement, non-seulement que le mal était au-dessus des ressources de l'art, mais encore que la femme succomberait dans trois mois.

Cette prophétie parut devoir s'accomplir. Bientôt la surface de la tumeur se couvrit d'excoriations et donna lieu à un écoulement abondant d'un pus sanieux et infect ; la fièvre devint continuelle et la faiblesse devint telle, que la malade dut garder le lit.

Enfin, le 4 juin, mon père fut appelé près d'elle. Au premier aspect, il reconnut un polype. Le toucher lui démontra qu'il s'insérait à la paroi antérieure du vagin, et qu'il n'avait aucun rapport avec l'utérus.

Deux jours après je vis la malade avec mon père :

Une tumeur assez régulièrement pyriforme, d'un volume considérable, pend entre les cuisses ; sa petite extrémité sort de la vulve, qu'elle distend fortement.

La face antérieure est divisée de haut en bas, en deux parties à peu près égales, par un sillon assez profond, surtout en bas ; cette disposition donne à la tumeur quelque ressemblance avec le scrotum énormément tuméfié.

En arrière, la tumeur présente au contraire un angle saillant, qui semble s'être moulé sur l'angle rentrant formé par les cuisses.

Mesurée vers sa base et dans sa portion la plus large, la tumeur a cinquante-cinq centimètres de circonférence.

Au collet, dans sa partie la plus étroite, vingt centimètres.

L'espace compris entre l'insertion du pédicule et le milieu de la base, c'est-à-dire la hauteur, est de quinze centimètres.

La consistance est moins considérable que celle des corps fibreux.

La surface de la tumeur est divisée par trois lignes irrégulières en quatre portions ou zones superposées et très distinctes.

1° La portion inférieure, qui forme en quelque sorte le fond ou la base, est grisâtre, d'un aspect gangreneux; il s'en écoule une sanie fétide.

2° La zone qui vient au-dessus est rouge, elle est sillonnée de haut en bas par de petites dépressions étroites, remplies de pus d'assez bonne nature ; elle est limitée en haut par une ligne d'un rouge vif, évidemment inflammatoire.

3° La troisième zone est d'un rose uniforme, dans ce point, la surface de la tumeur est intacte, elle est lisse, et ne présente aucune trace d'inflammation ni de sécrétion muqueuse ou morbide.

4° Enfin, la partie supérieure est recouverte par le prolongement de la muqueuse du vagin et du vestibule ; on reconnaît la muqueuse à des rides transversales et aux mucosités qui rendent sa surface humide et gluante. La membrane muqueuse semble coupée circulairement, et ne se continue pas avec l'enveloppe propre de la tumeur. Sur la partie antérieure et médiane de cette portion du polype, on voit un orifice pouvant laisser pénétrer facilement le petit doigt : c'est le méat urinaire.

Les petites lèvres recouvrent en avant le pédicule, mais ne sont point entraînées par lui.

En introduisant une sonde dans la vessie, on s'aperçoit que le canal de l'urètre est dévié à droite. Cette déviation semble causée par des racines que le pédicule envoie, sous forme de deux colonnes, sous l'arcade du pubis et vers le col de la vessie.

L'utérus présente son volume normal ; le col est parfaitement sain, il est très élevé.

La membrane muqueuse du vagin n'est pas tendue, même auprès du pédicule de la tumeur.

Celle-ci paraît, en effet, s'être formée dans le bulbe même, et, à une certaine époque, avoir traversé la muqueuse en l'ulcérant ou en la déchirant.

La muqueuse, contrairement à l'enveloppe propre du polype, n'est point adhérente aux tissus sous-jacents ; on peut même la pincer entre les doigts ; elle ne tient inférieurement à la tumeur que par le bord de la déchirure dont je viens de parler.

L'état général de la malade est peu satisfaisant.

La faiblesse et l'amaigrissement sont très considérables.

Le visage et les membres inférieurs sont œdématiés.

La peau du visage est terreuse ; les lèvres décolorées.

Le pouls est petit et fréquent.

Depuis plusieurs jours la malade a perdu entièrement l'appétit ; les urines s'écoulent involontairement, et baignent sans cesse la tumeur.

Pour enlever ce polype j'eus recours à la ligature, suivie de l'excision.

7 juin. — Une sonde est placée dans l'urètre, après quoi, une longue aiguille droite, portant un double fil, est enfoncée d'arrière en avant dans le pédicule, et vient sortir à un centimètre plus bas que le méat urinaire.

Un jet de sang veineux s'échappe avec force de la piqûre.

Le col de la tumeur fut ainsi embrassé à droite et à gauche dans une double ligature que je serrai fortement, ce qui ne causa qu'une légère douleur.

Chaque jour, on serra plusieurs fois les fils, la tumeur devint violacée et brunâtre.

Le 12 juin, le 5e jour après l'application de la ligature, la malade se plaint de vives douleurs et elle éprouve des défaillances.

Alors je me décide à exciser la tumeur en portant l'instrument à 2 centimètres au-dessous des fils. Il en résulte une large plaie dont le sang s'écoule en nappe avec abondance. Du côté droit, une artère donna même un jet assez fort.

J'embrassai alors tout le pédicule en masse dans un nouveau fil et j'établis une légère compression sur la plaie. L'hémorrhagie s'arrêta.

Immédiatement après cette opération, la malade se trouva soulagée.

Dès le lendemain, la fièvre avait disparu; les jours suivants, l'appétit revient, le visage se colore et l'œdème diminue d'une manière sensible.

Le pédicule ne se détacha complètement que le 22 juin, le 15e jour.

Le méat urinaire était remonté, et, pour le voir, il fallait écarter les petites lèvres.

A la place du pédicule on trouva, en avant, une légère excavation pouvant contenir l'extrémité du doigt, et, en arrière ou plutôt en haut, une induration de 2 centimètres de large, se confondant avec le bulbe du vagin.

La femme Loisy qui, après cette opération, avait conservé pendant quelques mois une incontinence d'urine, a recouvré depuis sa fraîcheur et ses forces, et a repris, comme autrefois, les rudes travaux des champs.

EXAMEN DE LA TUMEUR.

La portion de la tumeur excisée pesait 1 kil. 250 gr.; le poids de la portion restante pouvait être estimé, d'après son volume, à 200 grammes, et, si on tient compte de la diminution que les ligatures avaient fait éprouver à la totalité du polype, on sera certainement au-dessous de la vérité en disant qu'il pesait 1500 grammes.

La tumeur, ouverte dans toute son épaisseur, paraît formée d'un tissu spongieux aréolaire, criant un peu sous le scalpel. Ce tissu, qui semble tenir le milieu entre le tissu cellulaire et le tissu fibreux, est composé de lamelles blanches, larges et épaisses, contenant dans leurs interstices une très petite quantité de sérosité limpide. On y aperçoit des traces de vaisseaux sanguins assez nombreux.

Au centre de la tumeur, une cavité pouvant contenir un œuf de pigeon était remplie par un caillot de nouvelle formation, s'étant certainement formé sous l'influence de la ligature.

L'enveloppe de la tumeur était adhérente, ou plutôt elle se confondait entièrement avec les parties qu'elle recouvrait; il était impossible d'en arracher des lambeaux.

Ce polype était donc de la nature de ceux que les auteurs ont décrit sous le nom de polypes charnus ou cellulo-vasculaires.

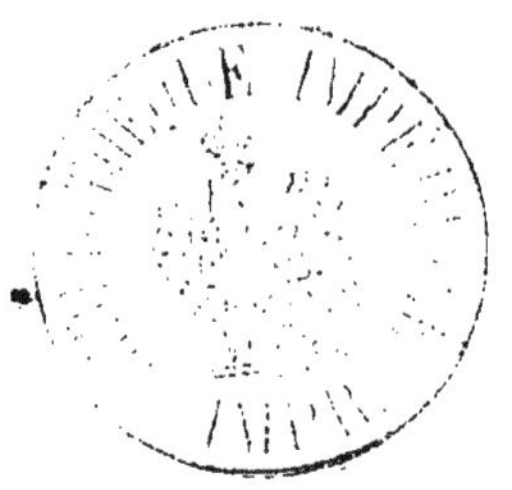

Nantes, imprimerie de Mme veuve C. Mellinet.

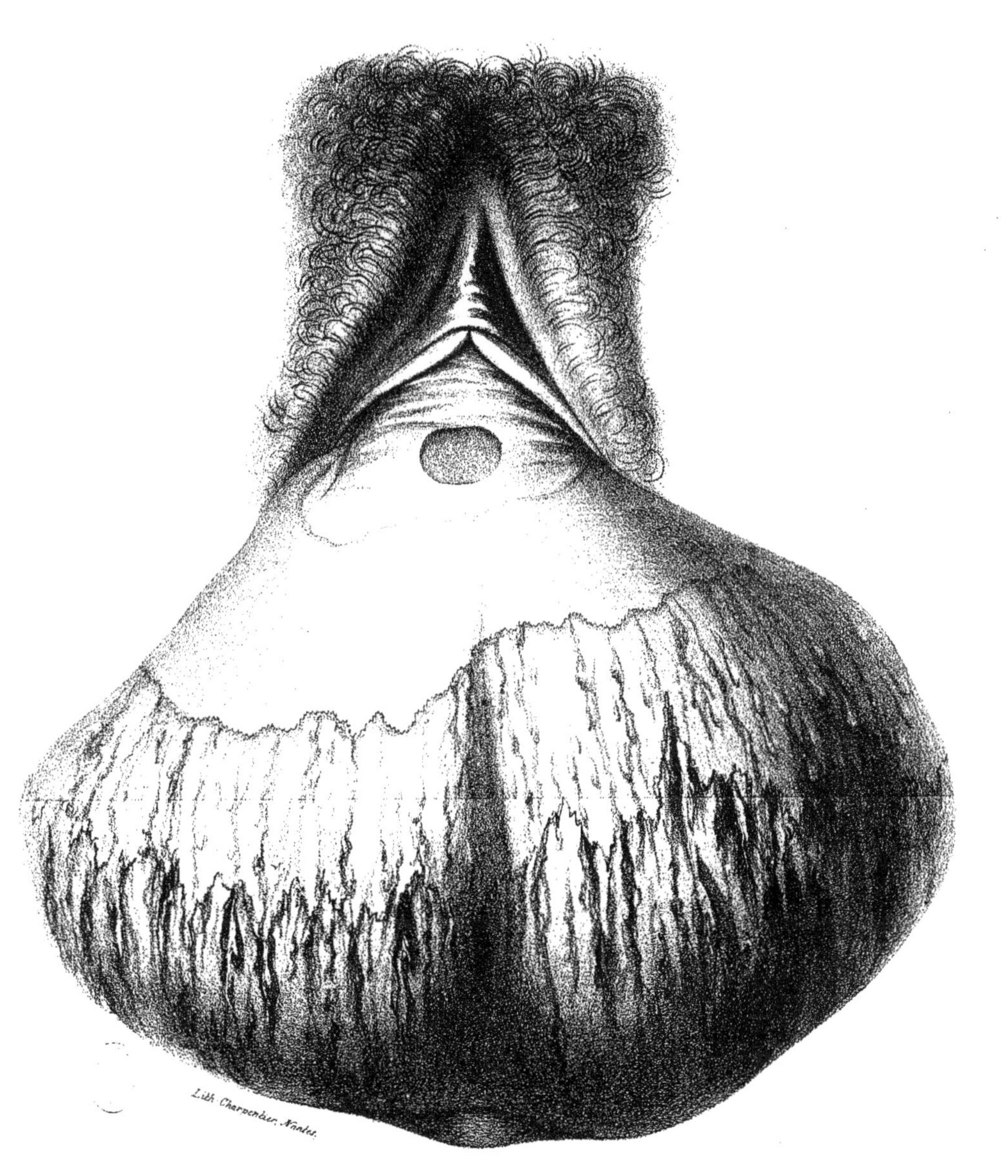
Lith. Charpentier, Nantes.

www.ingramcontent.com/pod-product-compliance
Ingram Content Group UK Ltd.
Pitfield, Milton Keynes, MK11 3LW, UK
UKHW021035220726
13924UKWH00001B/339